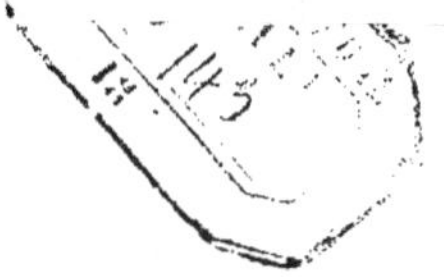

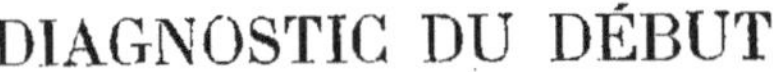

DIAGNOSTIC DU DÉBUT

DE LA

TUBERCULOSE PULMONAIRE COMMUNE

OBSERVATIONS

SUR L'ABAISSEMENT DE TONALITÉ DE L'INSPIRATION

Par Joseph SALIÈGE

DOCTEUR EN MÉDECINE

Ex-interne à l'Hôpital de Mustapha (Alger),
Lauréat de l'École d'Alger (concours 1879 et 1880).

MONTPELLIER
TYPOGRAPHIE ET LITHOGRAPHIE BOEHM ET FILS
IMPRIMEURS DE LA GAZETTE HEBDOMADAIRE DES SCIENCES MÉDICALES
ÉDITEURS DU MONTPELLIER MÉDICAL, DE LA REVUE DES SCIENCES NATURELLES,
DE LA SOCIÉTÉ LANGUEDOCIENNE DE GÉOGRAPHIE.
1883

DIAGNOSTIC DU DÉBUT

DE LA

TUBERCULOSE PULMONAIRE COMMUNE

OBSERVATIONS

SUR L'ABAISSEMENT DE TONALITÉ DE L'INSPIRATION

Par Joseph SALIÈGE

DOCTEUR EN MÉDECINE

Ex-interne à l'Hôpital de Mustapha (Alger).
Lauréat de l'École d'Alger (concours 1879 et 1880).

MONTPELLIER
TYPOGRAPHIE ET LITHOGRAPHIE BOEHM ET FILS
IMPRIMEURS DE LA GAZETTE HEBDOMADAIRE DES SCIENCES MÉDICALES
ÉDITEURS DU MONTPELLIER MÉDICAL, DE LA REVUE DES SCIENCES NATURELLES,
DE LA SOCIÉTÉ LANGUEDOCIENNE DE GÉOGRAPHIE.
1883

A MES PARENTS

A MES AMIS

J. SALIÈGE

A Monsieur le Dr GROS

Professeur de Clinique interne à l'École de Médecine d'Alger.

J. SALIÈGE.

INTRODUCTION

Réunir dans ma Thèse les nombreux signes et symptômes donnés par les ouvrages classiques ou signalés dans les journaux de médecine, et qui peuvent éclairer le diagnostic, souvent si difficile, de la tuberculose pulmonaire commençante: tel a été mon but.

J'avais eu tout d'abord l'intention de ne m'occuper que d'un seul signe stéthoscopique, indiqué en 1882 par M. Grancher, et sur lequel je ne crois pas que l'on ait fait jusqu'ici des recherches cliniques sérieuses.

Mais après réflexion j'ai pensé qu'il serait préférable de citer rapidement tout ce qui se rapportait à la symptomatologie du début de la phtisie, et que ma Thèse gagnerait à cette addition d'être un tout complet, plus utile au point de vue du diagnostic et plus agréable à lire qu'une sèche discussion sur un point particulier de l'auscultation.

Je n'ai pourtant pas complètement abandonné mon projet primitif. La discussion du signe indiqué par M. Grancher tiendra une place importante dans mon travail: sera comme le « clou » de ma Thèse. Avant d'entrer en matière, quelques mots sur ce nouveau signe d'auscultation.

En 1869, M. Prat identifia à certains sons musicaux les bruits respiratoires normaux. Il prouva par une série d'expériences que l'expiration et l'inspiration correspondaient, la première au *do*, la seconde au *ré* de la troisième corde du violon. En 1882, M. Grancher appliqua ces données à la clinique, et constata que dans certaines affections pulmonaires, et notamment dans la tuberculose au début, l'inspiration devenait plus rude et plus basse, ce qui revient à dire que, dans ces cas, les deux bruits respiratoires avaient même nombre de vibrations, même notation.

Ce signe, facile à découvrir, même pour les oreilles peu exercées, a une grande importance, parce qu'il est le premier en date et qu'on l'entend alors qu'il n'y a encore aucun râle et que la sonorité est restée normale Étant donné que la tuberculose n'est guère curable que si les soins hygiéniques sont prodigués dès le commencement, on comprend de quelle valeur est un symptôme qui avertit le médecin du début de cette redoutable maladie.

C'est à mon excellent Maitre, M. le Dr Gros, professseur de clinique à l'hôpital de Mustapha (Alger), que je dois la connaissance du sujet de ma Thèse; c'est dans son service et aidé par lui que j'ai recueilli la plupart de mes observations.

Durant mes six années d'études à l'École d'Alger, ses bienveillants conseils ne m'ont pas fait défaut un seul jour. Aussi suis-je heureux de pouvoir lui donner une preuve de ma profonde gratitude en lui dédiant ma Thèse.

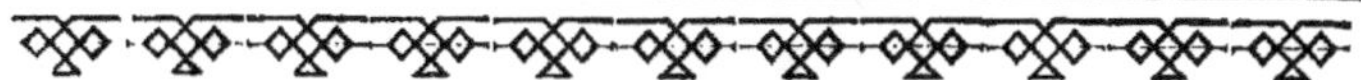

DIAGNOSTIC DU DÉBUT

DE LA

TUBERCULOSE PULMONAIRE COMMUNE

OBSERVATIONS

SUR L'ABAISSEMENT DE TONALITÉ DE L'INSPIRATION

DIVISION.

Pour plus de clarté et de méthode, je diviserai ma Thèse en deux parties.

Dans la première partie, j'étudierai les symptômes généraux et fonctionnels, ces derniers étant classés suivant les différents appareils nerveux, digestif, locomoteur, etc.

La seconde partie sera consacrée à l'étude des signes physiques tirés de la percussion, de la mensuration et de l'auscultation.

PREMIÈRE PARTIE

SYMPTOMES GÉNÉRAUX ET FONCTIONNELS.

La tuberculose compte parmi les maladies les plus difficiles à diagnostiquer, car c'est d'elle surtout qu'on peut dire en changeant un peu la phrase : « Il n'y a pas de tuberculose, il n'y a que des tuberculeux ». Aussi, pour parvenir à poser ce diagnostic si délicat, le médecin doit-il ne rien négliger. Dans bien des cas, les commémoratifs de la famille et les antécédents du malade lui-même seront d'une grande utilité ; c'est ce qui m'engage à en dire quelques mots, malgré que leur place soit plutôt dans l'étiologie.

Commémoratifs. — Le premier soin d'un médecin appelé à soigner une personne atteinte ou soupçonnée d'être atteinte de tuberculose, est de s'enquérir s'il n'y a pas eu des membres de la famille ayant souffert d'affections pulmonaires. Souvent, le malade est pusillanime ; il vaut mieux dans ce cas se renseigner à son insu auprès des parents ou des amis intimes. Ces renseignements doivent être pris avec patience et soin, étant données la marche souvent bizarre de l'hérédité et son importance étiologique. Il n'est pas inutile de remonter jusqu'aux parents du troisième degré, cousins et grands-oncles (hérédité par atavisme). Les maladies des enfants du malade ne doivent pas non plus être négligées dans cette recherche minutieuse. Souvent en effet ce sera chez un enfant et sous forme de méningite tuberculeuse que la phtisie se sera pour la première fois manifestée dans une famille (hérédité par anticipation).

D'une valeur presque égale sont les renseignements que le malade peut fournir sur lui-même. Bien des professions prédisposent d'une façon particulière à la phtisie (phtisie des mineurs, des meuniers, des ouvriers travaillant le coton, des bureaucrates confinés dans des salles sombres, humides et surpeuplées, etc.). La contagiosité tuberculeuse, prouvée par des travaux récents, a expliqué les cas si fréquents de phtisie chez les gardes-malades, les maris ou les femmes de phtisiques.

Ne pas oublier non plus de se renseigner sur les maladies antérieures. Il paraîtrait en effet que la rougeole, la coqueluche, la grippe, l'alcoolisme surtout, conduisent à la tuberculisation. Je ne crois pas que l'influence de ces maladies sur la marche ou la production des tubercules soit bien démontrée, et j'accepterai volontiers à ce sujet l'opinion de Peter, que : «tout ce qui débilite est une occasion éloignée de tuberculisation », et que: « tout ce qui achève de débiliter en est une occasion prochaine ». La tuberculose est, en somme, comme le dit très bien M. Dieulafoy, une maladie d'inanitiation.

Signes présomptifs et symptomes généraux.— Dans bien des cas, l'habitus extérieur du malade peut fixer, presque à coup sûr, le diagnostic, et le médecin ne doit pas négliger cet examen, qui a cela de bon qu'il peut se faire à l'insu de la personne qui en est l'objet. Chose remarquable, la phtisie pulmonaire imprime son cachet non seulement à ceux que la maladie a déjà frappés, mais encore aux personnes qui, par une sorte de prédestination étrange, semblent désignées pour subir plus tard ses atteintes.

Les tuberculeux et ceux qui doivent le devenir sont en général grands et élancés, mais leurs chairs sont molles et flasques. Le corps entier est amaigri, surtout les cuisses ; aussi la fatigue se fait-elle sentir rapidement. Le thorax présente des déformations manifestes, bien notées par M. Woillez. Il est allongé, en forme de cylindre, rétréci latéralement ; les régions claviculaires aplaties, la partie antérieure des côtes et le sternum projetés en avant, ce qui produit la « poitrine en forme de carène ». Les mains, amaigries, sont terminées par des doigts dont la dernière phalange est renflée en massue, tandis que l'ongle, comme soulevé de sa racine, plat transversalement, vient se replier du côté de la paume de la main : ce sont les doigts et les ongles hippocratiques. Trousseau attachait une grande importance à cette déformation, et pendant longtemps la regarda comme pathognomonique. Maintenant, on ne s'en préoccupe pas autant, et avec raison.

Le cou, long et grêle, supporte une tête qui ne manque pas parfois d'une certaine beauté. La peau de la face est blanche, fine, sillonnée de petites veines bleues et colorée d'une teinte rosée; mais souvent, surtout chez les jeunes filles, on remarque aux pommettes des plaques d'un rouge vif, devenant violacées par la fatigue, et que le vulgaire considère comme d'un très fâcheux pronostic. Les cils et les sourcils sont bien fournis; les dents, de couleur blanc bleuâtre, sont belles, mais mauvaises, fort sujettes à la carie. La chevelure, fine et soyeuse, est souvent de cette riche teinte blond cendrée dont Trousseau disait : qu'elle était « une menace de tuberculisation », et son abondance avait inspiré le vieil adage : « vir pilosus, aut fortis, aut libidinosus, aut phtisicus ». Quelques rares auteurs ont assigné la même signification fâcheuse aux cheveux rouges, ou du moins ayant la teinte désignée sous le nom de couleur acajou.

Quand cet état de débilité constitutionnelle et physique se rencontrait chez un jeune garçon, Lorain le désignait sous les noms d'infantilisme et de féminisme.

L'état moral, chez les tuberculeux, offre un contraste bien remarquable au début et à la dernière période de la maladie. Autant ils sont confiants dans l'avenir, alors qu'ils sont minés par la fièvre hectique et que la mort est proche, autant ils sont tristes, inquiets, mélancoliques, alors que la maladie est au début et par conséquent curable.

J'ai cru devoir noter toutes ces particularités de l'habitus tuberculeux, parce que si aucune d'elles, considérée isolément, ne peut fournir une indication diagnostique décisive, leur ensemble constitue une grave présomption.

Symptômes fonctionnels généraux et locaux. — Chez quelques auteurs classiques, ces symptômes sont divisés en deux classes. Les uns sont considérés comme des modes de début de la tuberculose, les autres sont rangés parmi les signes de la tuberculose confirmée. Mais il est si difficile de noter le moment précis où la tuberculose commence, en admettant qu'elle commence, que j'ai préféré grouper les symptômes suivant chaque appareil.

Appareil locomoteur. — Dans l'appareil locomoteur, on ne constate de remarquable qu'un grand affaiblissement des forces. Tout exercice un peu violent produit une fatigue prompte et inaccoutumée, suivie d'un profond accablement. Les longues marches, les efforts répétés, deviennent presque impossibles, et la course, toujours moins rapide, ne peut être soutenue que pendant un temps très limité, tant à cause de la déchéance musculaire que par suite de la dyspnée, qui est presque constante dans ce cas. Cet amoindrissement des forces est dû dans certains cas aux troubles dyspeptiques et à la chloro-anémie ; mais, dans bien des circonstances, il devance tous les autres phénomènes de la maladie. Lors donc que chez un sujet on verra survenir cette sorte d'anéantissement sans cause apparente, on devra soupçonner la phtisie.

M. Fraenkel, qui s'est particulièrement occupé des altérations des muscles striés chez les phtisiques, a constaté que l'amaigrissement est produit par une atrophie musculaire compliquée de dégénérescence. L'amaigrissement atteint son maximum aux cuisses et au diaphragme, ce qui explique la fréquence de la dyspnée et la faiblesse des extrémités inférieures. Dans quelques rares cas, le même auteur a observé chez des tuberculeux des troubles visuels provenant d'une atrophie des deux muscles droits internes de l'œil.

Système nerveux. — C'est surtout chez les femmes que les troubles nerveux sont fréquents et profonds. Indépendamment de la migraine, il n'est pas de phénomène nerveux ou hystérique qui n'ait été observé dans la première période de la phtisie. Chez les unes, c'est une simple impressionnabilité morale ; chez d'autres, c'est une perversion complète de la motilité et de l'intelligence.

D'une manière plus générale, il n'est pas rare d'observer chez les phtisiques des deux sexes un sentiment de prostration absolue, un endolorissement général et douloureux, survenant de préférence après les efforts musculaires.

Mais ce qu'on rencontre plus fréquemment, ce sont : soit des douleurs vagues occupant toute une région de la poitrine, tantôt le dos, tantôt une épaule, et rayonnant dans les muscles pectoraux et les bras, dont elles gênent les mouvements ; soit des névralgies pouvant siéger dans les principaux troncs nerveux, mais se localisant de préférence sur les bronches intercostales. Ces névralgies intercostales occupent de préférence les deux premiers espaces intercostaux, et rien n'est plus facile que de découvrir par la percussion les points où se localise la douleur. En outre de ces véritables névralgies intercostales, on rencontre, dans tous les points des parois thoraciques correspondants aux lésions pulmonaires, des névrites très bien décrites par M. Beau.

Appareil digestif. — Les troubles digestifs chez les tuberculeux sont excessivement fréquents. M. Bourdon, dans un Mémoire intitulé : *Recherches cliniques sur quelques signes propres à caractériser le début de la phtisie*, cite cent cinquante-sept malades dont cent douze ont présenté des symptômes gastriques.

Quelques uns de ces troubles digestifs semblent pouvoir être attribués à une irritation des pneumogastriques. Cette irritation est produite elle-même par l'adénopathie trachéo bronchique, dont la fréquence au début de la tuberculose a été démontrée par les travaux de Guéneau de Mussy. Ainsi, les nausées et les vomissements non provoqués par la toux sont dus à une irritation du pneumogastrique gauche ;

La dyspnée et le dégout des aliments, à l'irritation pneumogastrique droit.

Chez les femmes, les désordres digestifs sont encore plus prononcés que chez l'homme, en raison de la coexistence fréquente de l'hystérie et de la chloro-anémie avec la tuberculose.

La première manifestation des troubles gastriques est ordinairement la diminution de l'appétit ; ce symptôme précède dans bien des cas l'apparition des signes locaux et généraux de la maladie elle-même. L'appétit devient languissant, capricieux. Il arrive parfois que les aliments jusque-là préférés n'inspirent plus que de la répugnance et du dégoût. Ce qu'il est surtout fréquent de rencontrer, c'est une répugnance invincible pour les graisses et les viandes; les malades, pour leur malheur et malgré les conseils du médecin, se nourrissent exclusivement de fruits et de légumes.

Tout d'abord, il n'y a qu'une simple diminution de l'appétit, mais, un peu plus tard, les digestions deviennent difficiles, lentes, irrégulières, s'accompagnant de flatulence et de pyrosis. Nous avons vu que l'irritation du pneumogastrique gauche produit des nausées et des vomissements. Ces symptômes sont un des signes les plus constants et les plus manifestes. Ils ont lieu d'ordinaire après les repas, même peu copieux, et alors que les aliments ingérés sont d'une] digestion facile.

Très souvent aussi, des vomissements ont lieu à jeun ; dans ce cas, ils accompagnent en général les secousses de toux. « La disposition à vomir jointe à la toux, dit Morton, est un des signes les plus certains de la toux phtisique. »

Un caractère particulier des digestions chez les tuberculeux est la dyspnée qui la suit et qui est due également à l'irritation d'un pneumogastrique, le droit.

La diarrhée est aussi un symptôme assez commun, surtout chez les vieillards. Dans un certain nombre de cas, elle débute avec la maladie et persiste jusqu'à la mort. C'est ce que Louis appelait *diarrhée de long cours*. Pour apprécier l'importance sémiotique de la diarrhée, nous ne pouvons mieux faire que citer les paroles suivantes de Grisolle : « L'observation démontre, dit ce savant professeur, qu'une diarrhée qui persiste sans interruption pendant plusieurs mois, qui résiste au régime, aux mucilagineux, aux opiacés, aux révulsifs, et qui s'accompagne d'un grand dépérissement, appartient presque exclusivement aux phtisiques. »

Le foie éprouve également plusieurs changements dans le cours de la tuberculose ; on constate souvent, dès les premiers mois de la maladie, une hypertrophie notable de la glande hépatique associée à une sensibilité anormale de ce même organe. Sur les cent cinquante-sept phtisiques examinés par M. Bourdon, soixante et onze ont offert ces symptômes.

Avant de terminer cet article, citons deux phénomènes moins fréquents que les précédents : une soif très vive (Guéneau de Mussy) et une déglutition excessivement pénible, alors même que l'arrière gorge et les amygdales sont parfaitement sains (Louis).

Appareil génito-urinaire.—Chez l'homme, les troubles qui surviennent dans les fonctions génitales ne sont pas très caractéristiques ; un préjugé ancien attribuait aux tuberculeux une surexcitation du sens génital et une propension marquée au coït. « Il semblerait, dit Jaccoud qui partage cette opinion, que l'organisme, frappé de mort, rassemble ses dernières forces pour perpétuer la race. Peut-être est-ce l'aspect langoureux et expressif des malades, joint à leur imagination ardente, qui a contribué à accréditer cette erreur ? Ce qui est plus probable, c'est qu'il y a une diminution du penchant au plaisir vénérien proportionnelle à la perte des forces. J'ai eu souvent l'occasion de constater cette indifférence génitale chez des tuberculeux même peu avancés, et bien des auteurs classiques ont fait la même remarque. » « Presque tous ceux auxquels j'ai demandé, dit Louis, si leur penchant à l'amour était plus développé qu'en bonne santé, indiquaient, par leurs réponses, que la question leur paraissait pour ainsi dire ridicule. » « On ne comprend guère, dit Grisolle, dont les recherches ont confirmé celles de Louis, qu'une opinion aussi contraire à la vérité (la prétendue surexcitation génitale des phtisiques) ait pu si longtemps prévaloir et être acceptée, même de nos jours encore, par le plus grand nombre, comme une espèce d'article de foi, tant l'erreur a d'empire, même sur les meilleurs esprits. »

Mais ce qui est incontestable, c'est l'existence, au début de la maladie principalement, de pertes séminales lentes, chroniques, diurnes ou nocturnes. Elles sont le résultat de l'état adynamique général, auquel elles peuvent du reste concourir.

Chez la femme, les troubles génito-urinaires sont bien plus fréquents et profonds et en rapport avec l'importance considérable de la fonction génitale.

Les auteurs ne sont pas encore complètement d'accord sur l'action des troubles menstruels sur la tuberculose, et réciproquement de la tuberculose sur la menstruation. Suivant Trousseau, l'aménorrhée et la dysménorrhée produiraient des troubles respiratoires momentanés et sans importance. (Trousseau ; *Clinique médicale de l'Hôtel-Dieu.*) M. Courty (de Montpellier) s'exprime à peu près dans le même sens : « Quant à l'influence des règles sur les maladies, elle est bien moindre qu'on ne l'a pensé jusqu'ici, soit pour le début, soit pour le cours de la menstruation. L'influence fâcheuse exercée sur certaines maladies par les époques menstruelles tient moins au flux menstruel qu'à l'orgasme nerveux de l'ovulation. » (*Traité des maladies de l'utérus*, par Courty.) Je ne partage pas, du moins en ce qui concerne la phtisie, l'opinion de l'éminent Professeur de Montpellier. De la proportion plus grande de phtisiques chez les femmes (3 0/0 de plus que chez les hommes), je conclus que dans bien des cas la fonction génitale de la femme doit être incriminée. En effet, quand elles sont trop abondantes, les règles affaiblissent considérablement la malade, ainsi que le ferait d'ailleurs toute autre hémorrhagie, et diminuent les forces de résistance à la maladie ; quand elles sont supprimées, elles produisent, par action réflexe, une congestion pulmonaire qui hâte l'éclosion des tubercules et produit des hémoptysies. « Qui ne sait, dit M. Pidoux, que chez les tuberculeux des hémoptysies ont presque constamment lieu vers l'époque menstruelle, et que, s'il n'y a pas toujours hémorrhagie, il y a toujours congestion pulmonaire avec toux opiniâtre, dyspnée, douleurs pectorales, fièvre, etc. ! » M. Guéneau de Mussy est aussi affirmatif. « Rien n'est commun, dit-il, comme de voir des femmes tuberculeuses crachant le sang aux époques menstruelles. Il n'est pas rare qu'une petite toux suivie d'une expectoration spumeuse, striée de sang, soit alors un des premiers signes d'une lésion qui pourra se manifester longtemps après seulement. »

En somme, on peut conclure que, soit par l'anémie consécutive, soit par les congestions réflexes qu'ils occasionnent, les troubles des règles sont souvent un des premiers symptômes, en même temps qu'une des causes prédisposantes de la tuberculisation.

L'influence de la phtisie sur la menstruation est non moins fâcheuse. Il y a souvent, à l'époque de la puberté, une aménorrhée complète, et lorsque les règles se montrent par hasard, elles ne s'établissent qu'au prix de grandes difficultés et de phénomènes très pénibles pour la jeune fille.

La stérilité persistante et sans cause appréciable est souvent aussi sous la dépendance de la tuberculose.

Un fait remarquable : c'est que la tuberculose ne modifie en rien la marche de la grossesse. Les symptômes de l'affection pulmonaire semblent même s'affaiblir, sommeiller pendant le cours de la gestation; mais c'est malheureusement pour se réveiller plus redoutables que jamais, une fois l'accouchement terminé. Louis parle d'une femme qui mourut dans le dernier degré du marasme, vingt jours après s'être accouchée d'un enfant très robuste. —J'ai vu moi-même une malheureuse veuve, mère de trois robustes garçons, être emportée par la phtisie trois semaines après son quatrième accouchement, qui avait été excellent.

Quelques auteurs prétendent au contraire qu'il est très fréquent de voir la tuberculose provoquer des avortements. Ordinairement, ces accidents de la gestation s'observent quand les femmes ont été fécondées alors qu'elles étaient déjà en puissance de tubercules ; mais souvent la maladie ne fait que commencer et les avortements répétés sont les premiers symptômes qui attirent l'attention du médecin sur l'état des poumons.

La lactation n'est pas possible chez les femmes prédisposées à la tuberculisation ; il est même bon de la défendre aux jeunes mères habitant les grandes villes, dont la santé est délicate et affaiblie par les exigences de la vie mondaine. En effet, si la lactation ne produit pas la tuberculose de toutes pièces, elle y amène par la profonde anémie qu'elle cause. Il serait presque inutile d'ajouter que l'accomplissement de ce grand devoir maternel doit, à plus forte raison, être absolument défendu aux femmes déjà phtisiques.

Changements constatés dans les urines.— La fièvre, qui n'est pas rare dans la première période, et plus encore les travaux de désassimilation et de déminéralisation qui se produisent dans l'intimité des tissus pulmonaires et même dans l'organisme entier, amènent des changements notables dans la quantité et la composition de l'urine.

Quantité. — Rayer dit avoir observé une augmentation de la quantité des urines dans un petit nombre de maladies chroniques, et spécialement dans la phtisie pulmonaire. D'autres auteurs sont allés plus loin. M. Kien cite trois cas de phtisie consécutifs à la polyurie ; de son côté, Beith déclare que tôt ou tard la polyurie conduit à la phtisie. — Mais M. Lancereaux, parlant, dans sa Thèse d'agrégation, des rapports de la polyurie et de la phtisie, trouve que la coïncidence de ces deux états n'a lieu que très rarement. Je serais assez tenté de me rallier à cette dernière opinion : il résulte en effet, des nombreuses recherches de M. Vibert (Charles), que la quantité moyenne d'urine émise par les phtisiques est de 1500 centim. cubes, ce qui est à peu près le chiffre normal.

Chlorures. — La diminution considérable de l'appétit, les oxsudats qui se forment dans lés alvéoles pulmonaires et l'exagération des diverses sécrétions : sueurs, diarrhée, expectoration.., abaissent considérablement le chiffre des chlorures (2, 5 — 3, 5 gram. par jour, au lieu de 16,50).

Phosphates et acide phosphorique. — M. Teissier considère cette phosphaturie comme liée à la déminéralisation pulmonaire. Ce serait un des premiers symptômes de la tuberculisation en même temps qu'un excellent moyen de diagnostic différentiel entre la chloro-anémie et la tuberculose, les phosphates étant toujours diminués dans l'anémie.

Suivant M. Engel, la quantité des produits phosphatés contenus dans les urines de vingt-quatre heures est :

Acide phosphorique.................	3.50
Phosphates terreux..................	1.20

Chez les phtisiques, la proportion serait :

Acide phosphorique............	1.8 — 2.5
Phosphates....................	—

MM. Laveran et Teissier font remarquer que la phosphaturie

ne se rencontre pas chez les femmes qui sont devenues phtisiques après leur accouchement ; et, d'un autre côté, que, chez un phtisique en voie de guérison, il y a une diminution graduelle des phosphates. Dans les deux cas, la diminution de l'acide phosphorique s'explique par la quantité considérable employée à réparer les pertes de l'organisme.

Albumine. — L'albuminurie est souvent rencontrée dans les diverses périodes de la phtisie, mais ce symptôme n'a rien de bien constant. Bien des causes tendent à produire l'hyperalbuminose chez les phtisiques. « C'est d'abord la résorption des tissus qui jette dans le sang une certaine quantité d'albumine, et puis c'est la longueur de la nutrition, la diminution de la production des hématies ; l'obstacle apporté à la respiration, qui place les phtisiques dans une situation un peu analogue à celle des animaux à sang froid, dont l'urine, on le sait, contient normalement de l'albumine ; puis c'est l'inertie du foie qui cesse de fabriquer de la matière glycogène aux dépens des principes albuminoïdes du sang. » (Ch. Vibert ; *Étude sur la phtisie pulmonaire.*) Malgré tant de causes réunies, l'albuminurie n'est ni aussi fréquente ni aussi considérable qu'on est tenté de le croire de prime-abord.

Appareil circulatoire. — L'anémie est un des premiers et des plus constants parmi les symptômes de la phtisie. Dès le début de la maladie, le sang présente de notables modifications dans sa composition : « la proportion de l'eau est augmentée, mais, par contre, il y a une diminution notable des globules rouges (de 72 à 100 gram. pour 1000, au lieu de 127). Pourtant, la diminution du chiffre des globules rouges est toujours moindre que dans la chlorose » (Andral). M. Quinquaud a trouvé, au début de la phtisie, une diminution d'un cinquième de l'hémoglobine et d'un sixième pour le pouvoir oxydant ; quant aux matériaux fixes du sérum, qui sont normalement de 90 gram. pour 1000, ils n'éprouvent qu'une légère diminution (de 80 à 86 gram. pour 1000)

Des modifications aussi profondes dans la composition du sang ne peuvent se faire sans qu'il y ait consécutivement des troubles anémiques proportionnels. Les malades sont pâles et affaiblis, leurs muqueuses décolorées, leurs mouvements indolents et apathiques. Chez les femmes surtout, la chloro-anémie atteint un degré avancé et se complique des troubles nerveux et dyspeptiques déjà notés.

Les palpitations de cœur sont une des conséquences de l'état anémique du malade. Bien souvent, M. le professeur Peter a appelé l'attention sur l'importance diagnostique de ce phénomène au début de la maladie pulmonaire. Un malade vient se plaindre à son médecin de palpitations ; on l'ausculte, et on constate, tantôt des bruits éclatants, mais à cela près normaux ; tantôt un souffle doux au premier temps et à la base, avec augmentation dans le nombre des battements et un bondissement qui soulève le thorax. Tous ces bruits ne sont qu'anémiques et le plus souvent liés à une tuberculisation ignorée. « En général, les malades vous rapporteront que ces palpitations sont anciennes, ce qui vous aidera pour le diagnostic ; car une maladie de cœur commençante ne produirait pas de tels battements, et une affection ancienne se manifesterait par des troubles plus nombreux. »

Tantôt ces palpitations des phtisiques apparaissent sans cause appréciable, tantôt elles sont provoquées par le moindre effort.

Dans certains cas, elles suivent immédiatement les repas ; plus souvent encore elles surviennent la nuit et augmentent l'agitation et l'insomnie habituelles.

L'hémoptysie est la manifestation la plus effrayante de la phtisie. Elle s'observe à toutes les phases de la maladie, mais est surtout fréquente à la première période. Il n'est pas rare de la voir devancer de plusieurs mois les autres symptômes. Hippocrate, Andral et Niemeyer ont même été jusqu'à faire des crachements de sang une des causes de la phtisie (*Phtisis ab hæmoptæ*).

D'après M. Damaschino, et je partage cette opinion, l'apparition des granulations tuberculeuses détermine une hyperémie qui peut aller jusqu'à l'hémorrhagie. C'est ainsi que des individus jouissant en apparence d'une bonne santé sont pris tout à coup de crachements de sang, rendant un sang tout d'abord aéré, spumeux et rutilant, puis bientôt noirâtre. Ces hémorrhagies peuvent être très abondantes au début (250 à 300 gram.), quelquefois aussi persister un, deux ou trois jours, voire même une semaine. — A la suite, tantôt tout rentre dans l'ordre ; on ne trouve rien dans la poitrine ; tantôt on ne voit pas tous les symptômes thoraciques disparaître ; on constate quelquefois des signes d'induration pulmonaire. C'est sur les faits de ce genre qu'on s'est basé pour dire que la phtisie se déclarait à la suite d'hémoptysies.

L'hémoptysie ne se présente pas toujours dans les mêmes circonstances : tantôt elle apparaît subitement ; tantôt, ce qui est plus ordinaire, le sujet éprouve du malaise, et après plusieurs heures de cet état il rejette, en toussant, une certaine quantité de sang.

Presque inconnue avant 7 ans et très-rare jusqu'à 15 ans, elle atteint son maximum de fréquence de 18 à 40 ans. Elle survient plus souvent chez la femme que chez l'homme, dans la proportion de trois à deux. Cette particularité est probablement due à la suppression du flux menstruel et à sa déviation vers les poumons.

Un autre symptôme aussi souvent rencontré que l'hémoptysie est la fièvre. Elle apparaît surtout dans les dernières périodes de la phtisie, mais elle peut également se montrer dès le commencement ; elle donne alors une gravité exceptionnelle au pronostic. Les anciens n'ignoraient pas cette particularité. « Quand, dit Gallien, après la rupture des vaisseaux pulmonaires une phlegmasie survient qui allume de la fièvre, on doit perdre tout espoir de guérison radicale. Au contraire, on peut espérer guérir s'il n'y a pas de fièvre ni de trace de phlegmasie. » Aujourd'hui encore, il n'y a rien à ajouter à ce que dit Galien. « Quand, dit Peter, il y a absence de fièvre, c'est l'indice d'une tolérance parallèle de l'organe et de l'organisme; tant que dure cette tolérance, l'individu atteint éprouve une difficulté à respirer proportionnelle à l'étendue envahie. » Suivant Louis, qui a fait des statistiques fort instructives à ce sujet, dans un cinquième des cas la fièvre se manifeste dans le cours de la première période, et dans un autre cinquième elle débute avec les premiers symptômes.

Le mouvement fébrile survient généralement le soir. Dans les 5/6 des cas, le commencement de l'accès est marqué par de légers frissons ; la température s'élève rapidement et peut atteindre 39 et 40°. La cessation de l'accès a lieu le matin. Elle est marquée par une transpiration abondante qui ne tarde pas à cesser dès que le malade est éveillé.

Quelquefois les sueurs apparaissent, malgré qu'il n'y ait pas encore de fièvre vespérale ; c'est alors tout à fait au début de la tuberculose. Les sueurs, au lieu d'être profuses, sont limitées au-devant de la poitrine, au cou, au front, et à la paume des mains. Elles surviennent dans la matinée, pendant le sommeil, et probablement après un léger accès de fièvre qui aura passé inaperçu au malade.

Ces derniers symptômes : hémoptysies, fièvre et sueurs, se présentant avec les caractères spéciaux qu'ils revêtent dans la phtisie pulmonaire, ont une grande valeur sémiotique et peuvent conduire à des conclusions certaines.

Appareil respiratoire. — La dyspnée est fréquente chez les tuberculeux, aussi bien au commencement qu'à la fin de la maladie. Elle est due à la chloro-anémie et à la congestion pulmonaire déterminée par l'éclosion des tubercules. L'oppression est d'autant plus grande que les lésions sont plus considérables et que les tubercules se sont développés plus rapidement. Chez certains sujets, elle se localise à une partie du poumon; mais chez le plus grand nombre le malaise est général et se fait surtout sentir sous l'influence des efforts, des émotions morales et de la digestion. Dans quelques cas assez rares, la dyspnée éclate tout d'un coup par accès assez semblables à ceux de l'asthme; aussi M. Germain Sée a-t-il décrit une phtisie asthmatique.

Chez la femme, la dyspnée coïncide souvent avec l'époque des règles.

La toux particulière à l'affection tuberculeuse a une marche variable; souvent elle apparaît avant tous les autres symptômes. M. Peter fait remarquer que chez les personnes prédisposées à la phtisie, on voit souvent survenir, trois ou quatre ans avant l'apparition de symptômes plus graves, une petite toux sèche, sans expectoration, composée ordinairement d'une seule saccade, éclatant brusquement, à tout moment, et fatigante surtout pour ceux qui l'entendent. Les individus affectés de cette toux, de ce « hem » si caractéristique, contractent avec la plus grande facilité des angines granuleuses ou des bronchites tenaces. Bien des phtisiques attribuent leur maladie à un rhume négligé.

D'autres fois, comme j'ai eu souvent l'occasion de le remarquer à l'hôpital de Mustapha, c'est une pneumonie aiguë qui ouvre la marche à la tuberculose. Quand, chez un pneumonique d'une santé naturellement faible ou débilité par une cause quelconque (paludisme, alcoolisme), on verra l'affection aiguë traîner en longueur, il faudra craindre qu'il n'y ait un commencement de tuberculisation.

Enfin, suivant M. Jaccoud, lorsque, avec les symptômes caractéristiques d'une affection aiguë des poumons, on voit se passer trois ou quatre jours sans découvrir les signes physiques d'une pneumonie, il faut admettre une tuberculose aiguë.

Les altérations de la voix sont aussi fréquentes que la toux, et, comme elle, constituent un bon signe de début. Dans beaucoup de cas ils précèdent en effet de plusieurs mois les lésions pulmonaires. Tantôt il n'y a qu'une simple congestion ou une inflammation chronique ; tantôt les tubercules du larynx, devançant ceux du poumon, ont produit des ulcérations plus ou moins graves. Les ulcérations de la voix sont naturellement en raison directe des lésions laryngées. Dans la première période, la voix est sourde, caverneuse, vite fatiguée, très sensible aux changements de température ; plus tard, il y a un enrouement continu, compliqué souvent de douleurs très vives au niveau du larynx, et ressenties surtout au moment de l'émission des sons.

L'expectoration n'a de signes bien marqués qu'à une période déjà avancée de la phtisie, alors que les tubercules, en se ramollissant, entraînent avec eux des débris de fibres conjonctives. A cette époque, les crachats sont muco-purulents, verdâtres, striés de lignes jaunes, lesquelles seraient formées, d'après Traube, par des cellules déformées et granuleuses et indiqueraient l'ulcération pulmonaire.

Mais au début de la maladie il n'en est pas ainsi. La toux est plus souvent sèche, et l'expectoration, quand elle existe, est produite par le catarrhe broncho-pulmonaire et n'a aucune propriété spéciale. Les anciens auteurs, qui n'avaient pas l'aide puissante de l'auscultation, s'étaient pourtant efforcés de trouver dans l'expectoration des signes pathognomoniques de la première période de la phtisie. Les uns décrivaient des crachats clairs, blanchâtres, aérés, ressemblant à la salive ; les autres attribuaient une importance considérable à l'odeur, à la saveur, aux réactions chimiques, et surtout à la présence de calculs de phosphate et de carbonate de chaux. Mais la plupart de ces particularités peuvent se montrer chez les personnes bien portantes, et par conséquent leur valeur est nulle.

DEUXIÈME PARTIE

SIGNES PHYSIQUES.

Inspection et mensuration. — Quand on découvre la poitrine d'un phtisique et qu'on l'examine avec attention, on est immédiatement frappé de sa conformation vicieuse. Les régions claviculaires sont déprimées, les omoplates font saillie en arrière, d'où le nom de *scapulæ alatæ*. Le thorax, dans son ensemble, est aplati latéralement, tandis que la partie antérieure des cartilages costaux et le sternum sont proéminents. On désigne cette déformation par l'expression de « poitrine en carène ».

MM. Hirtz et Fournet ont particulièrement insisté sur l'amoindrissement de la circonférence supérieure, qui finit par devenir plus petite que la circonférence inférieure. De son côté, M. Serrailler a trouvé chez vingt-quatre phtisiques, sur soixante qu'il a examinés, une poitrine à forme cylindrique.

M. Jules Guérin considère comme un fait certain et constant que, non-seulement les déviations latérales du rachis prédisposent à la phtisie, mais que, de plus, l'affection se développe de préférence dans les points correspondant à la convexité de la déviation.

Palpation. — La palpation doit être pratiquée suivant la méthode du professeur Lasègue, en faisant mouvoir, du poignet à l'extrémité des doigts, les deux mains placées sur la poitrine, afin d'en apprécier le volume, l'élasticité et le relief.

La palpation donne, suivant le degré de l'infiltration tuberculeuse, une sensation plus ou moins grande de résistance, en même temps qu'une exagération d'intensité des vibrations vocales. Quand ces signes coïncident avec une respiration faible, une respiration rude et basse, il y a de grandes probabilités que l'on ait affaire à une tuberculose.

Spirométrie et pneumatométrie. — A l'aide de l'anapnographe de MM. Bergeon et Kastus (de Lyon), on pourrait parfaitement apprécier la diminution de la capacité pulmonaire dès le début de la phtisie, alors que l'auscultation laisse le médecin dans le doute. Mais deux inconvénients restreindront toujours l'emploi de l'anapnographe. Il faudrait en effet, pour que les indications soient vraiment utiles, avoir mesuré la capacité respiratoire chez l'individu, alors qu'il était encore en bonne santé. D'un autre côté, toute lésion, comme l'emphysème, la pleurésie, diminuant la capacité respiratoire, donnera les mêmes résultats que la phtisie. (Bergeon et Kastus; *Recherches sur la physiologie médicale de la respiration à l'aide d'un nouvel instrument.*)

Tandis que la spirométrie a pour but de déterminer la capacité vitale, c'est-à-dire le volume d'air qui peut être expiré après que les poumons, par une inspiration forcée, ont été remplis autant que possible, la pneumatométrie se contente de mesurer la tension suivant laquelle l'air est expiré ou inspiré. En d'autres termes, la pneumatométrie nous renseigne sur l'ensemble des forces musculaires inspiratrices et expiratrices. Au moyen d'un manomètre à mercure, on mesure les oscillations des deux temps de la respiration. Il paraîtrait que, chez les phtisiques, le pneumatomètre indiquerait une diminution notable de l'inspiration. Ainsi, la moyenne des mesures chez les personnes en bonne santé étant de 87 cent. pour l'inspiration et 110-120 pour l'expiration, chez les tuberculeux on trouverait 30-40 pour le premier temps, 40-60 pour le second. Remarque importante : cette diminution de la force inspiratoire se rencontrerait dès le début de la maladie, alors que l'auscultation ne révèle rien encore.

N'ayant jamais vu mettre cette méthode à l'épreuve, je ne puis donner mon appréciation personnelle.

Percussion. — La percussion peut être immédiate ou médiate. La percussion immédiate ou directe, recommandée par Avenbrugger en 1761, est bonne pour fournir des renseignements rapides et généraux. Il est bon de la pratiquer tout d'abord pour être renseigné sur les points qui demandent un examen plus minutieux. La percussion médiate, en percutant sur un doigt posé sur le thorax, a été imaginée par Récamier. Pour rendre ce mode d'investigation plus exact, Piorry fabriqua le plessimètre et Peter le plessiographe. — Le plessimètre n'est autre chose qu'une plaque d'ivoire sur laquelle on percute avec la pulpe de l'index ou au moyen d'un marteau. Le plessiographe est une tige longue de 10 centim., de 6 millim. carrés de surface, à l'extrémité en contact avec la peau. Quand l'instrument est en place, c'est-à-dire appliqué sur le thorax par son extrémité la plus étroite, un léger coup frappé avec l'index sur l'autre bout donne un son fortement amplifié. Ces deux instruments sont peu usités ; le premier est même presque complètement oublié.

En France, on n'emploie plus guère que la percussion sur le doigt. Pour être minutieuse et méthodique, cette percussion doit se pratiquer de haut en bas et sur la peau nue ; un doigt, un seul, est placé sur les espaces intercostaux, parallèlement aux côtes, et déprimant fortement les parties molles. On frappe avec la pulpe de l'index droit sur l'ongle du doigt posé, et on parcourt ainsi tout l'espace intercostal, du sternum à la partie externe des côtes. Dans le cas douteux, M. Peter préfère employer le plessiographe.

Dans la tuberculose commençante, le premier signe fourni par la percussion est souvent une sensation d'élasticité moindre, constatée par le doigt qui percute. Les tubercules se montrant tout d'abord au sommet du poumon, on devra surtout percuter les régions sous-claviculaires et les fosses épineuses.

Les changements de sonorité à la percussion sont :

1° Une simple hauteur de ton, une acuité tantôt légère, simplement relative, tantôt évidente par elle-même ;

2° Un son clair et tympanique, produit suivant Andral, par un emphysème localisé ;

3° Une légère submatité ;

4° Une matité complète, s'il y a une forte induration pulmonaire au point percuté.

Auscultation. — L'auscultation donne des renseignements assez précis, mais parfois bien tardifs.

Laënnec, qui le premier eut une idée exacte de la phtisie, et qui divisa cette affection en trois périodes, n'indique que la submatité et la bronchophonie pour le premier degré.

Depuis lors, les progrès ont été grands; bien d'autres signes ont été découverts, sans que pourtant l'on se soit mis d'accord pour savoir quel est, de tous ces signes, celui qui marque d'une manière certaine le début de la tuberculose, ou tout au moins qui apparait le premier.

Suivant la plupart des auteurs qui se sont occupés de cette question, quand les tubercules miliaires infiltrés dans le tissu pulmonaire sont en petit nombre et que leur présence ne produit pas une poussée congestive, il n'y a aucun signe perceptible à l'auscultation.

Tel n'est pas l'avis de M. Stokes, qui a noté, à cette période commençante, un murmure de l'artère sous-clavière, murmure produit par la pression du tissu pulmonaire condensée sur cette artère. Mais, comme le fait remarquer M. Williams, ce murmure s'entend souvent sans qu'il y ait pour cela tuberculisation pulmonaire.

MM. Theophilus Thompson, Peter, et bien d'autres, ont donné

une grande importance à la respiration saccadée, entrecoupée (*jerking respiration*), et en ont fait le premier signe stéthoscopique de la maladie qui nous occupe. Suivant le Dr Williams, les palpitations cardiaques, surtout du côté gauche, mettent un léger obstacle au passage de l'air dans le poumon, et produisent ainsi ces saccades respiratoires, même à l'état normal. Mais lorsqu'il il y a condensation pulmonaire par suite de la présence des tubercules, l'effet produit est de beaucoup accru.

Malheureusement, la respiration saccadée peut se rencontrer (elle se rencontre toujours d'après le Dr Williams) chez des personnes absolument indemnes de tuberculose, principalement chez les femmes à la poitrine étroite et sujettes aux palpitations.

M. le professeur Peter est loin de partager les opinions de M. Williams. Pour lui, la respiration saccadée est le premier indice dénonciateur de la présence de granulations dans le poumon. Ce ne sont pas, comme le dit le Dr Williams, les palpitations cardiaques qui sont la cause de ces saccades respiratoires, mais bien l'infiltration tuberculeuse elle-même. En effet, dans les mouvements inspiratoires, les parties saines des poumons se déplissent les premières, et ensuite les parties tuberculisées, d'où, au lieu d'une inspiration unique, on a une inspiration en deux temps ou même une série de saccades inspiratrices qui rendent la respiration comme ondulante. Il est à remarquer que c'est surtout dans les inspirations de moyenne force que les saccades se produisent. MM. Audry, Hérard et Cornil partagent, à propos de la respiration saccadée, la même opinion que M. Peter. Comme lui, ils en font le premier signe stéthoscopique de la tuberculisation.

Il s'en faut pourtant de beaucoup que ce soit l'avis de tous les auteurs. En 1863, Hirtz indiqua comme le signe physique primordial de la phtisie, la respiration rude; Jackson, l'expiration prolongée, avec affaiblissement du murmure vésiculaire. Enfin, suivant M. Fournet, le vrai signe, le signe pathognomonique de la tuberculisation serait un bruit multiple qu'il a nommé *bruit de froissement pulmonaire*. A son degré le plus faible, il serait léger, rapide et sec, comme le froissement du papier végétal. A un degré plus fort, on entendrait une sorte de bruit plaintif, gémissant, à intonations variées ; enfin au plus haut degré on percevrait un véritable bruit de cuir neuf. Comme le fait remarquer M. Woillez, il est probable que le bruit de froissement de M. Fournet se rattache, soit à une respiration sifflante ou granuleuse, soit à des frôlements de la plèvre.

Andral est le premier qui ait noté avec soin la plupart des signes stéthoscopiques du début de la phtisie. Nous reproduisons textuellement ses opinions, d'autant plus que depuis lors elles ont été bien peu modifiées. Voici ce que, d'après lui, on entend à l'auscultation.

Premier cas : Le bruit respiratoire a conservé toute sa délicatesse, tout son moelleux et toute sa force. Il en est ainsi lorsque les tubercules, bien qu'assez nombreux, sont encore d'un petit volume et séparés les uns des autres par de grands intervalles entre lesquels le tissu pulmonaire a conservé toute sa perméabilité.

« Deuxième cas : Le bruit respiratoire est devenu beaucoup plus faible du côté où se sont produits les tubercules, soit qu'en même temps le son des parois thoraciques ait pris plus d'obscurité, ce qui est loin d'être rare, soit enfin qu'il soit devenu plus clair (ce qui ne peut avoir lieu que s'il y a coïncidence d'emphysème).

» Troisième cas : Le bruit respiratoire vient à se décomposer en deux bruits. L'un correspond au temps pendant lequel l'air pénètre dans les bronches : c'est le seul bruit qui doive s'entendre dans l'état normal ; il peut encore être assez fort, mais il a perdu de son moelleux et de sa douceur accoutumée ; il peut être aussi devenu très faible, avoir par exemple une intensité deux ou trois fois moindre que le bruit qui de l'autre côté accompagne l'inspiration. Un second bruit suit celui-là, tantôt peu prononcé et perceptible seulement lorsqu'on recommande au malade de respirer profondément ; tantôt très fort, ressemblant à une sorte de souffle et masquant presque entièrement le bruit qui le précède. Ce second bruit a lieu pendant le temps de l'expiration..... Ce bruit d'expiration indique l'existence de tubercules déjà assez volumineux, et qui ont oblitéré plusieurs tuyaux bronchiques. On peut l'entendre, soit dans les régions sous-claviculaires, soit dans les fosses sus et sous-épineuses. »

Ces enseignements d'Andral ont subi peu de modifications depuis lors. M. Barth et Roger ne s'en écartent guère dans leur énumération des signes complexes qui marquent le début de la tuberculose pulmonaire : faiblesse du murmure vésiculaire, inspiration courte, respiration rude, expiration prolongée, bronchique.....

M. Woillez se contente aussi de citer les respirations anormales ci-dessus, et sa seule modification est d'indiquer, à propos de la respiration rude, un degré plus faible qu'il nomme respiration granuleuse.

Tel était l'état de la question, lorsqu'en 1882 M. Grancher appela l'attention sur un signe stéthoscopique dont on ne s'était guère occupé jusqu'alors. Comme le sujet est nouveau et que je ne crois pas que l'on ait fait jusqu'à présent des observations cliniques en vue de le contrôler, je pense qu'on ne trouvera pas mauvais que j'insiste un peu à ce propos.

Dans plusieurs affections des organes thoraciques : tuberculose commençante, battements cardiaques, adhérences pleurétiques, bronchite chronique, congestion pulmonaire, etc., on peut remarquer un abaissement de tonalité dans l'inspiration. Pour plus de clarté et de méthode, le mieux était de fixer d'une manière précise à quels sons musicaux correspondaient les bruits respiratoires normaux et les changements produits par les différentes lésions pulmonaires.

M. Prat s'est plus particulièrement occupé de la première partie, M. Grancher de la seconde.

C'est en 1869 que M. Prat a publié le résultat de ses recherches sur la notation musicale des bruits respiratoires, et nous empruntons à son travail la plupart des renseignements qui suivent.

« A l'état normal, pendant l'expiration, l'air arrive plus directement sur la paroi antérieure trachéenne ; il est plus souvent arrêté et ralenti par ses heurts successifs, tandis que pendant l'inspiration il file en arrière dans l'espace triangulaire glottique, il glisse mieux, plus facilement et plus vite, lorsque par hasard il rencontre les anneaux trachéens. De là, la différence dans la sonorité.

» Ainsi, le vent venant des poumons est porté en avant de la trachée, de façon à rouler sur les anneaux plutôt que du côté postérieur vers le septum œsophagien. — Au contraire, l'air extérieur pénètre postérieurement dans la trachée, en colonne moulée sur l'ouverture postérieure glottique, qui le filtre. Dans l'inspiration, le larynx sous-glottique paraît n'avoir pas d'usage ; il est conique, et la colonne d'air qui entre dans la trachée trouve en réalité un tube plus court que le son à produire. Ce larynx sous-glottique est spécialement construit pour l'expiration.

» On doit noter encore que les conditions ne sont pas les mêmes dans l'inspiration et dans l'expiration, si l'on considère que le fluide gazeux varie de densité, de composition et de température. »

Voici la conclusion que M. Prat tire de ces différentes remarques.

« Les deux sons d'inspiration et d'expiration pendant le repos glottique sont à un intervalle de seconde l'un de l'autre. C'est, pour l'inspiration, le *ré* de la troisième corde à vide du violon, et l'*ut* au-dessous pour l'expiration.

» Cet intervalle est toujours identique, quelles que soient les conditions d'âge ou de sexe.

» Le cœur donne les mêmes notes, *ut* et *ré*, mais à l'octave au-dessous.

» Il est possible de faire écrire ces sons à l'aide d'instruments de physique connus.

» Enfin on n'aura un bon stéthoscope qu'autant qu'il sera de même résonnance que la cavité thoracique et parfaitement accordé avec ces deux notes *ut* et *ré*. »

On peut remarquer, des nombreux extraits précédents, que M. Prat ne s'est nullement occupé de savoir si les lois qu'il avait émises pourraient être de quelque utilité à la clinique.

M. Grancher fut le premier qui, en 1882, tâcha de tirer parti des faits avancés par M. Prat. Ayant remarqué que chez les personnes bien portantes l'inspiration a toujours même hauteur et même timbre, tandis que l'expiration diffère suivant les personnes, il étudia les changements que les états pathologiques du poumon font subir à l'inspiration.

Le résultat de ces recherches fut publié à la fin de l'année 1882. Sur ces données, mon chef de service, M. le Dr Gros, professeur de clinique interne à l'École d'Alger, recueillit dans sa salle de nombreuses observations venant à l'appui des conclusions de M. Grancher.

Lorsque, pour une cause quelconque, la densité du poumon est accrue, les mouvements respiratoires diminuent d'amplitude, les bronchioles et les alvéoles n'ont plus le même calibre, il se produit consécutivement un abaissement manifeste de l'inspiration. Cette première cause d'abaissement de la tonalité est générale, mais il en est de particulière à chaque lésion pulmonaire. Ainsi, dans la phtisie, le développement du nodule tuberculeux péribronchique épaissit les petites bronches et diminue par suite les vibrations. De même, dans la bronchite chronique des petites bronches, l'inflammation amène, par hypertrophie des éléments conjonctifs, un épaississement des parois bronchiques, d'où abaissement de tonalité dans l'inspiration. Dans tous ces cas, au lieu d'être moelleux comme elle l'est à l'état normal, l'inspiration devient rude et basse, de même tonalité que l'expiration, c'est-à-dire qu'au lieu d'avoir un *do-ré*, on a un *do do* pour chaque mouvement respiratoire.

Mais entre le *do-ré* normal et le *do-do* pathologique, il y a des sons intermédiaires dont ne parle pas M. Grancher. Ainsi, M. le Dr Gros a souvent constaté, chez des tuberculeux peu avancés, un *do* dièze à l'inspiration, et chez des individus bien portants, à poitrine large, un *mi* au lieu du *ré*.

Voici comment on pourrait noter ces différents sons :

Poumons sains.

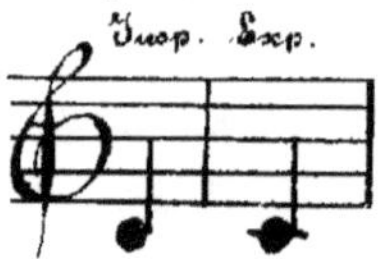

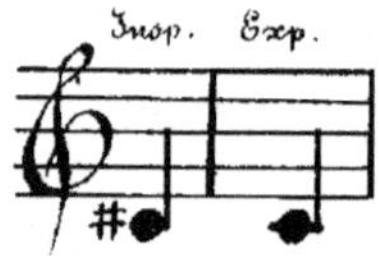

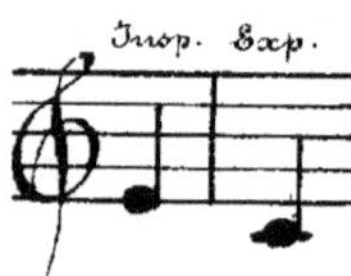

Poumons tuberculeux ou congestionnés.

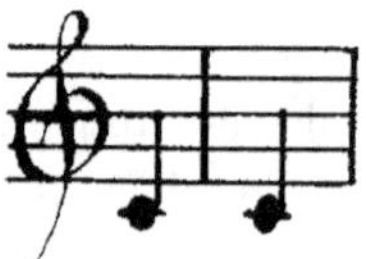

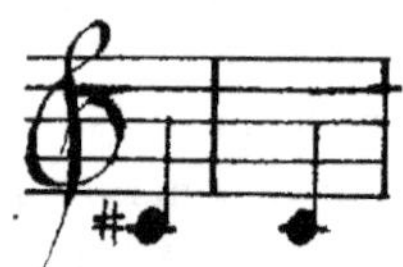

Ces notes correspondent aux sons de la troisième corde du violon, en allant de droite à gauche, ou de la deuxième de gauche à droite, quand on tient l'instrument en position pour jouer.

C'est surtout dans la tuberculose que se rencontre cet abaissement de tonalité de l'inspiration. Tout à fait au début de la maladie, alors qu'il n'y a que quelques follicules tuberculeux, on perçoit le *do* dièze ; plus tard, quand l'infiltration est plus complète, on entend la note *do* aux deux temps, et ce n'est que lorsque les tubercules sont en nombre suffisant qu'on peut entendre d'autres signes stéthoscopiques. Le *do*, à l'inspiration, est donc le premier signe physique de la tuberculisation, et c'est cette primauté qui lui donne sa grande importance.

La percussion est normale, l'auscultation de la voix n'indique aucun changement, la respiration n'est ni faible ni saccadée ; à plus forte raison il n'y a ni souffle ni craquements secs. Pourtant le malade commence à se tuberculiser. Eh bien ! à ce moment, une oreille exercée n'a aucune peine à percevoir le *do do*. Si le médecin qui ausculte n'est pas musicien, il suffit qu'il sache qu'à cette période les deux temps de la respiration ont la même tonalité et la même durée. M. Grancher est du même avis. « Il n'est nullement besoin, dit-il, d'être doué d'une oreille musicale pour percevoir cette sensation ; souvent même elle est d'une perception plus facile que la rudesse proprement dite. »

Pour que ce signe stéthoscopique ait toute sa valeur, il faut qu'il soit permanent et exactement localisé.

Il faut qu'il soit permanent, c'est-à-dire qu'il persiste des semaines et des mois, et que ni les secousses de la toux ni la médication ne le fassent tout à coup disparaître. En effet, s'il était passager, il pourrait être dû, soit à une congestion pulmonaire, soit à une bronchite. — Dans la congestion chronique du sommet et dans la pleurésie chronique de la même partie du poumon, il y aura bien, il est vrai, permanence de cette respiration ; mais de ces deux maladies à la tuberculose, il n'y a qu'un pas.

Il faut qu'il soit localisé. En effet, à moins le cas de granulie, la tonalité, identique dans les deux temps, du haut en bas du poumon, indiquera tout autre chose que la tuberculisation. Au contraire, lorsqu'il y aura localisation de ce signe, soit aux deux sommets, soit à un seul, et que, d'un autre côté, la condition de permanence sera réalisée, le diagnostic de tuberculose sera seul possible.

Par conséquent, toutes les fois qu'un malade présentera le *do-do* à l'auscultation, il faudra :

1° L'observer durant un temps assez long et avoir la précaution, avant de l'ausculter, de le faire tousser, afin de se mettre en garde contre les râles sibilants de la bronchite, qui souvent simulent l'élévation du bruit d'inspiration. Dans le cas contraire, c'est-à-dire quand on ne peut pas suivre le malade, le *do-do*, et à plus forte raison le *do* dièze *do*, n'ont qu'une valeur présomptive.

2° Dans tous les cas d'abaissement de la tonalité inspiratoire, donner des toniques, appliquer des révulsifs (vésicatoires répétés, pointes de feu...), d'une manière continue ; on fait ainsi revenir le son normal, non seulement dans les cas de congestion pure, mais même chez des tuberculeux qui n'avaient que peu de granulations enveloppées d'une zone congestive.

M. Grancher assure qu'à lui seul l'abaissement de tonalité a une importance diagnostique considérable. Aussi, toutes les fois que les médecins chargés du conseil de révision ou interrogés par une famille au sujet d'un mariage projeté, le constateront dans un premier examen, ils devront remettre à une autre année le soldat ou le marié, et non pas défendre le service militaire ou le mariage, la condition de permanence n'étant pas remplie. D'un autre côté, quand ils rencontreront chez un malade de leur clientèle le *do-do*, ils ne risqueront rien de recommander une bonne hygiène et des soins constants. Si le malade n'est pas tuberculeux, sa santé profitera toujours de la mise à exécution de ces recommandations, et, s'il est atteint de cette terrible maladie, il aura de fortes chances, le mal étant pris à temps, de ne pas y succomber.

Je me suis longuement étendu sur le signe stéthoscopique

indiqué par M. Grancher, convaincu que je suis de son importance pour le diagnostic et la thérapeutique de la tuberculose. Quant à la conclusion, elle ressort si clairement des observations contenues dans les dernières pages, que je risquerais de me répéter en ajoutant quoi que ce soit.

OBSERVATIONS.

Dans l'espace de quatre mois, j'ai pu, étant interne de M. Gros, réunir une trentaine d'observations de tuberculose diagnostiquée à l'aide de l'abaissement de tonalité, seul ou accompagné de quelques symptômes généraux. Pour ne pas tomber dans des redites, je ne vais citer que les cas les plus intéressants et les plus probants ; je m'estimerai heureux si je puis faire passer dans l'esprit de mes Juges la conviction dont je suis animé.

PREMIÈRE OBSERVATION.

Marie G..., femme mariée, âgée de 28 ans, habitant la campagne, a eu, dit-elle, un certain nombre de ses parents poitrinaires. Il y a un an, une de ses sœurs, que j'ai connue, est morte phtisique ; elle-même craint beaucoup d'être atteinte de la même maladie. Son aspect semble confirmer cette crainte. Elle est pâle, maigre, continuellement fatiguée. Les règles sont irrégulières et les deux enfants qu'elle a sont scrofuleux. Pourtant, elle ne tousse ni ne crache.

Cette femme m'ayant prié de l'examiner, je constatai un amaigrissement et un aplatissement latéral du thorax, percussion normale, point de râles à l'auscultation, mais identité absolue dans la tonalité des deux temps de la respiration au sommet droit. Ce seul signe stéthoscopique confirme complètement mes soupçons. Je n'hésite pas à faire part aux parents de mes craintes, et je leur conseille de donner à la malade une bonne nourriture, de lui faire prendre en hiver de l'huile de foie de morue, et de l'exempter des rudes labeurs de la vie des champs.

Toutes ces précautions ne réussissent pas, car quatre mois plus tard je constatais une aggravation notable de tous les symptômes fonctionnels et physiques : submatité à la percussion, respiration saccadée, toujours au même sommet. Mon diagnostic, posé bien auparavant, se trouvait donc pleinement confirmé.

OBSERVATION II.

Maximilienne L..., âgée de 18 ans, habitant depuis son enfance une des ruelles sombres et humides de la Casbah, entre à l'hôpital de Mustapha, le 9 décembre 1882.

Cette jeune fille est d'une santé délicate et n'a jamais été bien réglée. Depuis deux mois, sans cause appréciable, elle maigri de jour en jour et s'est trouvée si faible en novembre dernier, que pendant trois semaines elle n'a pu quitter le lit. Des toniques et des ferrugineux lui rendirent assez de forces pour qu'elle pût se lever pendant une semaine; mais le 2 décembre elle est de nouveau forcée de s'aliter, et, à bout de ressources, se décida le 9 à demander son admission à l'hôpital.

Le 10 décembre, examen clinique de la malade : maigreur considérable, teint blanc d'ivoire, muqueuses décolorées, douleurs vagues mais assez vives dans les membres ; langue sale, inappétence complète, constipation opiniâtre ; enfin, symptômes importants : fièvre quotidienne tous les soirs depuis samedi dernier, 2 décembre, et sueurs profuses dans la nuit.

Examen de la poitrine : Très légère submatité aux deux sommets, tonalité identique pour les deux temps ; de plus, respiration rude et expiration prolongée sous la clavicule droite.

Au cou, on entend un bruit de diable assez fort.— Traitement : Vin de quinquina, sirop d'iodure de fer, vésicatoires repétés.

Sous l'influence des vésicatoires, l'inspiration redevient normale ; à droite, elle donne le *ré*, tandis qu'à gauche elle continue à marquer le *do*.

La malade, n'allant pas mieux, s'impatiente, quitte plusieurs fois l'hôpital, pour y revenir bientôt après, ramenée par le besoin.

Peu à peu pourtant l'état général s'améliore, la fièvre disparaît et l'appétit revient.

Le 16 février, on entend au sommet droit le *ré* de l'inspiration normale.

Enfin, le 23 février, le *ré* est entendu aussi à gauche.

Conclusions. — Nous voyons, dans cette observation, la disparition du *do-do* sous l'influence des vésicatoires répétés. Nous avons donc eu *affaire* très probablement à une congestion pulmonaire sans tuberculose, bien que l'anémie, la fièvre et le *do-do* aient dû forcément faire admettre pendant longtemps un début de tuberculose.

Cette observation vient à l'appui de ce que nous avons déjà dit, à savoir : que le *do-do* ne doit avoir une valeur réelle que s'il persiste au traitement, et notamment au traitement révulsif (vésicatoire). Il est alors suivi de l'apparition des signes classiques de la tuberculose, souffle, craquements secs, etc.

OBSERVATION III.

Céline M..., femme de chambre, habitant Alger, s'alite le 21 janvier 1883 et entre à l'hôpital le 1er février. Elle est atteinte d'une fièvre typhoïde grave, compliquée de plusieurs rechutes le 6 mars, le 14 avril et le 28 avril.

A la première rechute, c'est-à-dire le 6 mars, la malade est prise de toux avec expectoration sanguinolente.

M. Gros l'ausculte et constate le *do-do* des deux côtés en avant. De plus, la respiration est rude à droite.

Le 14 avril, à la seconde rechute, on n'entend plus le *do-do* qu'à droite en avant. La persistance de ce signe stéthoscopique au sommet droit fait craindre un commencement de tuberculose, et on applique des vésicatoires répétés.

Le 13 mai, sous l'influence des révulsifs, la respiration est redevenue normale sous les deux clavicules.

Le *do-do* tenait donc, comme dans le cas précédent, à une congestion du sommet et non à la présence de tubercules.

OBSERVATION IV.

X..., dessinateur, âgé de 38 ans, est envoyé en Algérie par les médecins de Paris, avec le diagnostic de bronchite chronique. Ce terme, on le sait, est souvent employé au lieu du mot phtisie, qui effraye trop le malade. Dans le cas de X..., il ne peut y avoir aucun doute : Matité et craquements secs au sommet gauche, expectoration abondante, quelquefois hémoptysies, etc.; tous les symptômes physiques se rencontrent, sans compter les symptômes généraux et fonctionnels : amaigrissement et pâleur de la face, faiblesse générale, fièvre et sueurs nocturnes abondantes.

Cependant, sur la feuille qu'il apportait des hôpitaux de Paris, on avait marqué : « rien du côté droit ». Effectivement, la sonorité est normale en ce point, et on n'y perçoit pas de râles. Une amélioration rapide nous fait pourtant constater du premier coup le *do-do* caractéristique, si évident dans ce cas particulier, si facile à reconnaître, que tous les élèves présents réussissent à l'entendre sans peine. On diagnostique donc un commencement de tuberculisation en ce point, et on y applique une série de vésicatoires.

Deux mois plus tard, à la fin de janvier, une expiration rude et soufflée et de la submatité sous la clavicule droite, confirment ce que nous avions avancé.

OBSERVATION V.

P. G..., âgé d'une trentaine d'années, a eu jusqu'à l'âge de 23 ans une vigoureuse santé. Mais depuis cette époque il a des pertes séminales diurnes et nocturnes très fréquentes, et le sens génital est aboli à un degré tel qu'il m'assure en riant qu'il peut faire un excellent eunuque. Il attribue à ces pertes le mauvais état actuel de sa santé ; maigre, très faible, incapable de tout effort, il toussotte fréquemment, et à différentes reprises a eu de légères hémoptysies. Depuis deux semaines, il a un peu de fièvre tous les soirs et des sueurs abondantes la nuit.

Cet ensemble de symptômes me fait immédiatement penser à un début de tuberculose. En effet, il y a une légère submatité au sommet gauche, en même temps qu'une inspiration rude et basse. Les pointes de feu appliquées au thermo-cautère deux fois par semaine, alternativement sous la clavicule et sur les fosses épineuses gauches, et cela pendant un mois, ne changent en rien les signes perçus. Aussi, malgré que je n'ai pu suivre mon malade que pendant le mois de janvier, je suis convaincu d'avoir eu affaire à une tuberculose commencée peut-être depuis longtemps, mais dans tous les cas peu avancée.

OBSERVATION VI.

Marie B..., jeune fille espagnole, âgée de 18 ans, couturière à Mustapha, se plaint d'un changement notable depuis cinq ou six mois dans sa santé, qui jusqu'alors avait été excellente. Elle a beaucoup pâli et maigri, ses forces diminuent de jour en jour, son appétit est nul, ses nuits mauvaises, à cause d'une toux sèche et de sueurs abondantes.

En octobre 1882, quelques crachats teintés de sang mettent le comble à ses craintes. Elle se décide à aller consulter un médecin, qui lui affirme qu'elle est simplement anémique, et lui prescrit des toniques et des ferrugineux. Le résultat de la médication fut nul. L'affaiblissement fit même des progrès, la fièvre devint quotidienne et les hémoptysies se renouvelèrent deux ou trois fois.

Au commencement de décembre, s'autorisant de notre connaissance de voisinage, elle me prie de l'ausculter. La poitrine, maigre et délicate, ne présentait aucune déformation ; la sonorité était normale ; mais à l'auscultation on remarquait très facilement une tonalité identique (*do-do*) aux deux temps et sous les deux clavicules, en même temps que quelques légers râles sibilants à la toux. Sur mes conseils, elle s'applique successivement quatre vésicatoires, deux de chaque côté.

Les résultats furent nuls. Pendant le mois de janvier, je l'auscultai deux ou trois fois, et j'entendis toujours le même signe aux mêmes points. Depuis lors je ne suis pas retourné à Alger ; mais j'ai appris par lettre que l'état de la malade avait empiré, ce qui me donne à supposer que je ne m'étais pas trompé dans le diagnostic de tuberculose pulmonaire au début.

OBSERVATION VII.

Paul L..., garçon de bureau, âgé de 20 ans, entra le 20 décembre à l'hôpital de Mustapha. Plusieurs de ses parents sont morts poitrinaires, lui-même a une très mauvaise santé. Il est maigre, très faible, et d'une pâleur terreuse.

Depuis trois ans, de violents battements de cœur, survenus à la suite de rhumatisme, lui interdisent tout travail A partir du mois de septembre dernier, aggravation de tous les symptômes, et pour la première fois hémoptysies abondantes, qui depuis se sont souvent renouvelées,

Le médecin qui l'a traité avant son entrée à l'hôpital, l'a souvent ausculté et lui a toujours affirmé que le cœur seul était malade.

Nous-même, durant les premiers jours, nous ne pouvons découvrir autre chose qu'une insuffisance mitrale avec rétrécissement, le souffle cardiaque étant tel qu'il couvre tous les bruits respiratoires. Au bout d'une semaine, la digitale ayant agi d'une manière sensible, l'auscultation du poumon devient possible. Légère submatité aux deux sommets et le *do-do* caractéristique en ces deux mêmes points. — Traitement : Toniques, vésicatoires volants répétés, et de temps en temps digitale.

Je n'ose pourtant pas poser tout d'abord le diagnostic de tuberculose, l'affection cardiaque pouvant parfaitement congestionner le poumon et être ainsi la cause indirecte du *do-do*.

Mais le malade, ayant bientôt quitté l'hôpital, prit l'habitude de venir me voir deux fois par semaine. Or, à chaque visite, je l'auscultais, et j'eus ainsi l'occasion d'entendre successivement la plupart des signes propres à la première période de la phtisie : respiration rude, saccadée. — Enfin, avant mon départ d'Alger, le 28 janvier, je constatais au sommet gauche de petits craquements secs très-légers. L'existence de la tuberculose pulmonaire ne faisait dès lors plus de doute.

BIBLIOGRAPHIE.

LAENNEC. — Traité de l'auscultation médiate (édition de la Faculté de médecine de Paris, 1879).

BOUCHARD. — Tuberculose et phtisie pulmonaire (Gaz. heb., 1868.)

HÉRARD et CORNIL. — De la phtisie pulmonaire, 1867.

WILLIAMS. — Pulmonary consumption. London, 1871.

PIDOUX. — Etude générale sur la phtisie pulmonaire, 1873.

PETER. — Clinique médicale, tom. II. Paris, 1879.
JACCOUD. — Clinique médicale de Lariboisière, 1874.
JACCOUD. — Traité de pathologie interne, tom. II, 1875.
BARTH et ROGER. — Traité pratique d'auscultation.
WOILLEZ. — Traité de percussion et d'auscultation. Paris, 1879.
WOILLEZ. — Dictionnaire de Diagnostic médical.
DAREMBERG. — Archives générales de Médecine, 1880. (Influence de la fonction menstruelle sur la marche de la phtisie pulmonaire.)
COURTY — Traité des maladies de l'utérus.
GUÉNEAU DE MUSSY. — Clinique médicale, tom. II.
SERRAILLIER. — Études sur quelques manifestations extérieures de la phtisie pulmonaire, 1867.
ANDRAL. — Clinique médicale, tom. II
GRISOLLE. — Traité de pathologie interne.
BOUDON. — Recherches cliniques sur quelques signes propres à caractériser le début de la phtisie.
JACQUENEAU. — Symptomatologie et diagnostic de la phtisie pulmonaire commençante.
VIBERT (Charles). — Étude sur la phtisie pulmonaire. Thèse de Paris, 1874.
LANCEREAUX. — De la polyurie. Thèse d'agrégation.
RAYER. — Maladies des reins, 1839.
TEISSIER. — Du diabète phosphatique. Thèse de Paris, 1877.
BAYLE. — Recherches sur la phtisie pulmonaire, 1810.
DUNCAN. — On the distinct symptoms of three different species of pulmonary consumption, 1816.
MULLER. — De habitu phtisico, 1838.
SCUDAMORE. — On pulmonary consumption. London, 1847.
LEBERT. — Gazette médicale. Paris, 1867.
ROBINSON. — The pathology of pulmonary phtisis.
LÉPINE. — De la pneumonie caséeuse.
KEATING. — Medical and surgical Reporter. Philadelphia, 1881.
VINDEVOGEL. — Journal de médecine, chirurgie et pharmacologie. Bruxelles, 1881.
GRÉGOIRE (Louis). — Thèse de Paris. n° 443, 1881.
GALTON AND MAHOMED. — Guy's Hospital Reports. London, 1881.

GRANCHER. — Journal de Médecine et Chirurgie pratiques, 1882.
— Union médicale, 1882.
— France médicale, 1882.
— Tribune médicale, 1882.

STEEL. — The physical signs of pulmonary diseases. Edinb., 1882.

GIRET. — Thèse de Montpellier, 1882.

MAIN. — Remarks on the premonitory stage of phtisis and its importance, in relation to treatment. (Glasgow med. Journal, 1882.)

WATERS. — The temperature in phtisis. (British med. Journal, 1879.)
— Proc. med. Soc. Conty Kings, Brookly, 1879-1880.

DAREMBERG. Arch. gén. de Médecine. Paris, 1880.

SEILER. — Philadelphia medical Times, 1880.

CLAIR. — Thèse de Lyon, 1880.

STOKVIS. — Rapport sur l'élimination de l'acide phosphorique par l'urine dans la phtisie pulmonaire. (Congrès périodique international des Sciences médicales. Amsterdam, 1880.)

GONAN. — Consumption ; Its nature. London, 1878.

DAMASCHINO. — Gaz. des Hôpitaux, 1881.

RAYNAUD. — Médecin pratique, 1881.

MUNOT. — Thèse de Paris, n° 255, 1881.

CLAIBORNE. — Incipient phtisis pulmonalis. (Virginia medical Monthly, 1881-82.

CATTET (Louis). — De quelques symptômes du début de la phtisie pulmonaire. Thèse de Paris, 1879, n° 151.

www.ingramcontent.com/pod-product-compliance
Lightning Source LLC
LaVergne TN
LVHW050458160826
845677LV00003B/827

* 9 7 8 2 3 2 9 6 6 6 5 7 0 *